DE LA

FIÈVRE TYPHOÏDE,

DE SA NATURE,

DE SES CAUSES PRINCIPALES, DES MOYENS DE LA PRÉVENIR
ET DE SON TRAITEMENT RATIONNEL.

MÉMOIRE

ADRESSÉ A

MONSIEUR LE MINISTRE DE LA GUERRE.

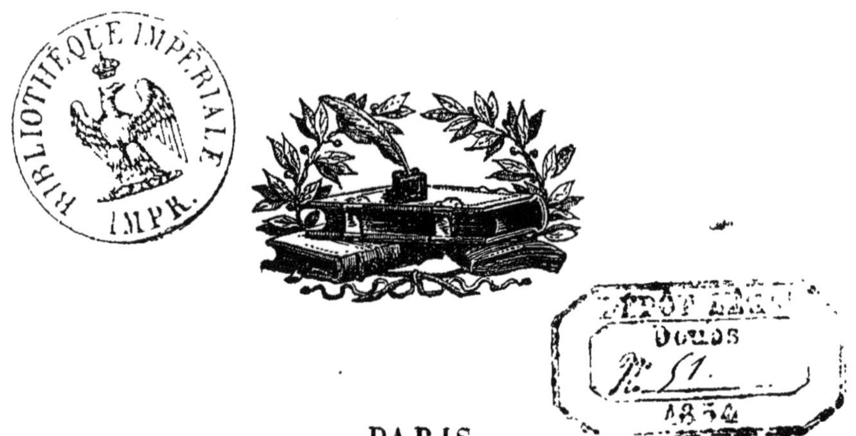

PARIS,

CHEZ LES PRINCIPAUX LIBRAIRES.

1854.

A Monsieur le Docteur Revillout.

A vos soins et à votre sollicitude toute paternelle, ainsi qu'à votre mérite aussi incontestable que distingué, je dois d'avoir échappé à la terrible maladie dont je suis encore à peine remis.

Comme faible et premier témoignage de ma reconnaissance, je vous prie d'accepter l'hommage de ces quelques réflexions, depuis longtemps destinées à la publicité, et que j'ai mises en ordre pendant ma convalescence.

Mon plus cher désir, comme ma plus douce récompense, seront de vous voir accueillir avec un peu de plaisir, et avec votre indulgence habituelle, ma modeste dédicace.

N. COILLOT.

20 Janvier 1854.

Par une charmante lettre, à la date du 28 janvier, M. le Ministre de la guerre adresse à M. Coillot ses remerciements et ses félicitations sur le puissant intérêt que lui a inspiré le Mémoire de ce médecin.

M. le Ministre a parfaitement compris l'intention toute philanthropique qui a constamment guidé l'auteur dans ses laborieuses recherches, et, à ce titre, il lui témoigne de la manière la plus flatteuse, combien il est touché de le voir travailler à détruire un des plus grands fléaux qui sévissent avec tant de rigueur sur l'armée.

(*Note de l'éditeur.*)

Une proposition, un fait, une découverte peuvent donc être invraisemblables, et cependant vraies; paradoxales, et pourtant réelles; difficiles à concevoir, et très-possibles.

R. D'AMADOR.

Monsieur le Ministre,

Un travail dans le genre de celui que nous avons l'honneur de soumettre aujourd'hui à votre appréciation étant essentiellement pratique, nous nous abstiendrons donc de faire ici l'histoire détaillée de la fièvre typhoïde. Ceci n'est point non plus une monographie, un traité abrégé de cette maladie, ce sont de simples observations, *neuves à la vérité*, du moins nous le croyons, et d'où découle une théorie nouvelle sur la nature, les causes *et particulièrement sur le traitement de cette fièvre*[1].

Si quelquefois nous semblons nous éloigner de notre sujet, ces écarts seront nécessaires pour mieux faire comprendre notre pensée, et justifier en quelque sorte ce que nous avançons.

---

[1] Nous écrivions ceci il y a deux ans; mais des circonstances indépendantes de notre volonté sont venues en retarder la publication.

Le nouveau mode de traitement de la fièvre typhoïde que nous proposons sera la conséquence logique et presque rigoureusement mathématique de la théorie que nous allons exposer succinctement.

Si nos idées sont en contradiction avec les idées généralement reçues, si nous heurtons de front les doctrines médicales admises à ce sujet, non-seulement par les grands maîtres, mais encore par tous les médecins, c'est que, depuis plusieurs années, nous avons, de notre côté, une conviction arrêtée et confirmée par de nombreuses observations, attentivement et surtout consciencieusement faites.

En renversant, ou, pour mieux dire, en cherchant à renverser ainsi brutalement l'échafaudage scientifique longuement et péniblement élevé sur la nature, les causes et le traitement de la fièvre typhoïde, nous nous attendons à d'amères critiques, à de nombreuses récriminations, et peut-être à des railleries sans fin ; mais la critique et les récriminations faites sans s'être assuré de la véracité d'un fait ou d'une idée, et ne partant ordinairement que d'un esprit éminemment stationnaire qui, dans son orgueil où son ignorance, dit à la science : TU N'IRAS PAS PLUS LOIN !... nous n'en tiendrons point compte, et nous continuerons à marcher dans la voie que nous nous sommes tracée ; pour la raillerie, comme elle implique toujours, surtout en ce qui concerne les choses sérieuses, un esprit superficiel ou envieux, comme elle s'acharne, *quand même*, après tout ce qui est bon ou mauvais, nous n'aurons garde de nous en occuper ;

D'ailleurs à qui nous adressons-nous?

Aux hommes impartiaux et consciencieux, aux médecins de bonne foi et de bonne volonté, en un mot à tous ceux qui ne frappent point systématiquement d'ostracisme toute idée nouvelle.

Que l'on ne croie point que les réflexions qui précèdent sont un prospectus sous forme d'exorde par insinuation. Nous ne sommes point ébloui par l'enthousiasme qui accompagne souvent une idée récemment éclose. Nous avons, pendant des années, attentivement observé; ce n'est donc qu'armé de faits nombreux et, selon nous, concluants, que nous nous sommes décidé à mettre au jour nos observations.

Nous voudrions que chacun fût bien convaincu que nous sommes éminemment de bonne foi dans ce que nous écrivons; et, pour preuve, c'est que nous demandons instamment à tous les médecins, dans leur propre intérêt, comme dans celui de l'humanité, de vérifier scrupuleusement les faits que nous allons signaler à leur perspicacité.

Souvent appelé dans des localités placées sur les bords d'un vaste marais, où les fièvres intermittentes et typhoïdes sont endémiques, nous avons pu, l'automne dernier, pendant lequel ces maladies régnaient épidémiquement, nous livrer largement à l'expérimentation, et recueillir des observations dont la précision ne peut être contestée.

Voici ce que nous avons remarqué souvent dans cette

circonstance, et beaucoup plus rarement dans les faits ordinaires de notre pratique.

La fièvre typhoïde revêt, dans certains cas, et dans les premiers jours de son apparition, les caractères de la fièvre intermittente, mais plus souvent de la fièvre rémittente dont les rédoublements reviennent à des époques très-irrégulières. Ce phénomène, assez commun d'ailleurs, mérite cependant toute l'attention des praticiens, car nous avons vu tomber et nous sommes tombé nous-même, dans des circonstances analogues, dans des erreurs de diagnostic préjudiciables non-seulement au malade, mais encore au médecin.

Nous signalons ce cas fort important, selon nous, et qui doit éveiller l'attention du médecin, lorsque surtout, pour établir convenablement son diagnostic, il est obligé de tenir compte de l'influence du climat et de la localité.

Il est hors de doute que dans l'épidémie dont nous venons de parler, les sujets atteints de la fièvre typhoïde se trouvaient dans des conditions fort mauvaises et certainement pires que si cette affection n'eût point régné épidémiquement, ou n'eût point été sous l'influence des émanations paludéennes qui lui imprimait un véritable surcroît de gravité, une marche tellement rapide que, *à l'exception de tous les typhoïdés qui nous étaient confiés*, presque tous ont succombé du dixième au vingt-cinquième jour.

Nous avons souligné avec une intention toute autre que celle que l'on pourrait nous prêter, quelques mots de la phrase précédente ; nous vous prions, Monsieur le ministre, de ne point y voir une vanterie de notre part ou une critique de la Méthode de traitement de nos confrères. Comme c'est un fait sur lequel nous avons l'honneur d'appeler votre attention, et qui aura pour but de corroborer nos idées sur la fièvre typhoïde, *et principalement sur son traitement*, nous avons cru devoir le mettre en relief.

Ceci posé, nous dirons donc que dans l'épidémie en question, ainsi que dans les cas isolés de cette maladie que nous avons été appelé à traiter depuis près de dix ans, voici ce que nous avons observé :

Que tout individu ayant été atteint de la petite-vérole pouvait impunément séjourner dans une localité infectée de la fièvre typhoïde ;

Que tout sujet vacciné portait en lui une aptitude particulière, une prédisposition certaine à contracter cette dernière maladie.

Nous avons conclu delà que la vaccination étant une cause prédisposante de la fièvre typhoïde, la variole pouvait être un préservatif de cette même affection ;

Et, comme corollaire rigoureux :

La variole serait à la fièvre typhoïde ce que la vaccination est à la variole.

Maintenant il resterait à constater si la fièvre typhoïde,

usant de réciprocité, est un préservatif de la petite-vérole.

Nous n'avons pu, jusqu'à aujourd'hui, vérifier ce fait; cependant nous y croyons en raison de la parfaite identité de ces deux maladies.

Notre corollaire étant la conclusion d'un problème pathologique de la plus haute importance, il nous reste à donner des explications que nous regardons comme complément nécessaire de cette conclusion.

La variole, avons-nous dit, est un préservatif de la fièvre typhoïde.

Ce fait qui, de prime-abord, nous avait frappé, méritait une confirmation que nous désirions vivement nous procurer; aussi, pour arriver à ce résultat, avons-nous saisi avec empressement toutes les occasions qui se sont présentées. Dans les cas nombreux de fièvre typhoïde observés par nous, tant dans notre clientèle particulière que dans celle de quelques-uns de nos confrères, *nous n'avons jamais constaté une seule fois cette maladie sur un sujet variolé.*

Dans plusieurs familles où nous avons vu sévir la fièvre typhoïde, tous les enfants vaccinés en étaient atteints le plus souvent, sans exception; mais chaque fois qu'un sujet ayant eu la petite-vérole se rencontrait au milieu de ce foyer d'infection, d'avance, nous pouvions prédire qu'il serait épargné, et toujours notre prédiction s'est réalisée.

Cependant nous ne prétendons point affirmer que dans

une famille où l'un de ses membres est atteint de l'affection qui nous occupe, il la communiquera toujours absolument à ceux qui sont en contact avec lui ; nous disons seulement que, quels que soient le sexe, l'âge, la constitution *et particulièrement le tempérament lymphatique,* tout individu vacciné est apte à contracter la fièvre typhoïde, et que le contraire a lieu chez celui qui se trouve dans des conditions opposées.

Nous ne nions point non plus que la fièvre typhoïde puisse aussi atteindre tous les sujets non vaccinés, *mais aussi non variolés.* Si, par exception, il se rencontrait un cas en contradiction avec nos observations, ce ne serait toujours qu'une exception qui, en définitive, ne prouverait rien ; et même il resterait encore à prouver si l'éruption cutanée, au lieu d'être bien réellement la petite-vérole, ne serait point une varioloïde ou toute autre maladie de la peau simulant une véritable affection variolique.

Il est évident que ces faits, que nous nous contentons de signaler en général, pouvaient cependant paraître suffisamment concluants ; mais désirant avoir une conviction assise sur des témoignages irréfragables, nous avons recueilli d'autres observations, essayé de nouvelles expériences que la brièveté de ce Mémoire ne nous permet pas de consigner ici, et que plus tard nous nous proposons de publier.

Pour compléter ou contredire en ceci notre manière de voir, ou même pour s'assurer simplement si nous ne commettons point d'exagération, il serait curieux de constater si la découverte que Jenner a répandue et non point faite, comme on le pense généralement, a eu réellement une influence progressive sur le développement de la fièvre typhoïde.

C'est ce que nous croyons, bien que nous n'ayons point encore vérifié ce fait d'un si haut intérêt.

Que concluons-nous de ces dernières réflexions?

Que la vaccination, considérée aujourd'hui comme un des plus puissants moyens d'hygiène publique, est éminemment nuisible, et produit, par son usage, une maladie beaucoup plus redoutable que celle dont elle nous garantit.

L'incontestable identité qui existe entre la variole et la fièvre typhoïde nous autorise donc à croire que le seul résultat obtenu par la vaccination est une simple transposition, ou mieux une véritable répercussion de prédisposition concentrée sur un seul organe au lieu d'être divisée :

La peau n'est garantie qu'aux dépens de la surface interne des intestins qui, elle-même, acquiert alors un surcroît d'aptitude d'autant plus grand à contracter la fièvre typhoïde que le sujet vacciné avait lui-même, par son idiosyncrasie, plus de chances à contracter la variole ; et, comme dans l'état actuel des connaissances médicales, nous sommes forcé de faire un choix entre ces deux effets d'une même cause que nous ne pouvons, sauf de rares exceptions, éviter entièrement, et que, selon nous, les lésions intestinales produites par un agent miasmatique offrent plus de gravité que lorsqu'elles surgissent à la peau, nous répétons que la vaccination nous dote, par son emploi, d'une maladie plus sérieuse que celle dont elle est appelée à nous préserver.

Qui pourrait nier, en effet, l'identité de ces deux éruptions?

Il faudrait y mettre bien de la mauvaise volonté pour ne pas reconnaître, à l'ouverture des cadavres, la parfaite similitude des pustules que l'on rencontre dans plusieurs points, et souvent dans toute la longueur du gros intestin des typhoïdés, avec celles de la variole :

La fièvre typhoïde n'est donc qu'une petite-vérole interne;

C'est, ainsi que nous venons de l'exprimer, la répercussion réelle d'une aptitude particulière de la peau à la surface interne des colons.

Nous disons des colons, parce que dans les autopsies que nous avons faites, et dans celles auxquelles nous avons assisté, l'intestin grêle n'offrait que des traces inflammatoires et jamais de pustules, tandis que le gros intestin était, en général, beaucoup moins enflammé, et se trouvait être seul constamment le siége de l'éruption.

La variole laisse, dit-on, des infirmités parmi lesquelles, chez les femmes surtout, la laideur passe en première ligne.

Savez-vous les souvenirs que souvent nous lègue la fièvre typhoïde?

La *calvitie*, la *surdité*, la *perte de mémoire*, l'*hébétude*, l'*épilepsie*, etc., et lorsque, dans un grand centre de population, comme une grande ville ou une armée, elle règne épidémiquement, ses ravages sont effrayants : la destruction et l'épouvante sont les seules traces qu'elle laisse de son séjour ou de son passage !...

Les épidémies de petite-vérole ont-elles jamais eu de pareils résultats?

Récapitulez les accidents qui précèdent, accompagnent ou suivent chacune de ces deux maladies, et vous verrez que ceux qui sont propres à la fièvre typhoïde sont mille fois plus redoutables, plus nombreux et surtout plus fréquents que ceux de la variole.

Qu'est-ce qui nous prouve encore que l'influence de la vaccination sur l'économie animale n'est pas une des principales causes de la dégénérescence de l'espèce humaine?

Pourquoi, chez les sujets prédisposés à la phtysie pulmonaire, aux scrophules, etc., n'augmenterait-elle pas ces prédispositions ?

Pourquoi, lorsque le vaccin inoculé se trouve être de mauvaise nature, ne développerait-il pas en nous toutes ces prédispositions auxquelles il participe nécessairement lui-même?

C'est ce que le temps et l'observation nous apprendront.

Ces réflexions qui, sans aucun doute, paraîtront exagérées, surtout aux médecins vaccinateurs, pourraient bien être d'utiles vérités, si l'on tient compte du retentissement réellement extraordinaire de l'inoculation du vaccin dans notre économie.

Moins d'une goutte de ce liquide peut, dans beaucoup de cas, ne produire qu'une seule et unique pustule ; cependant, cette pustule, a elle seule, suffit pour modifier entièrement notre nature au point de nous garantir à tout jamais d'une maladie que l'on considère, à juste titre, comme éminemment sérieuse.

Il n'est donc point illogique de conclure :

Que si la présence d'une seule pustule de vaccin est assez puissante pour annihiler en nous la prédisposition à la variole, la variole elle-même, bien autrement importante, ayant sur nous une action bien autrement puissante, peut, nous le pensons, sans croire pour cela tomber dans l'exagération, neutraliser dans notre économie la prédisposition à la fièvre typhoïde ;

Que les modifications apportées dans l'organisation animale par l'inoculation du vaccin seront plus ou moins préjudiciables à notre santé, selon que le vaccin sera lui-même plus ou moins pur :

En cela, nous sommes entièrement de l'avis des mères qui veulent choisir le vaccin destiné à leurs enfants, et nous admirons en cette circonstance combien l'instinct maternel est supérieur à la logique médicale.

Maintenant, quel est le moyen dont l'emploi nous offre le plus de certitude pour anéantir cette funeste prédisposition à contracter la fièvre typhoïde que nous possédons tous à divers degrés?

Ce moyen est bien simple, et surtout point nouveau :

NOUS VOULONS PARLER DE L'INOCULATION VARIOLIQUE.

Quelques mots, seulement, à propos de cette vieille question.

Nous savons déjà que l'inoculation du vaccin nous garantit de la petite-vérole, mais qu'en même temps elle nous dote de l'aptitude à contracter la fièvre typhoïde; nous avons ensuite prétendu, comme conséquence absolue de notre raisonnement, que la variole inoculée ou spontanée annihilait chez l'homme la prédisposition à contracter cette même fièvre;

Maintenant nous pensons :

Que cette inoculation, tout en ayant pour premier avantage de prévenir *les épidémies de petite-vérole*, sera d'autant plus simple, d'autant moins sérieuse, et parcourra d'autant plus régulièrement ses périodes que le sujet sur lequel elle sera pratiquée sera lui-même plus jeune;

Que, dans le plus grand nombre des cas, l'éruption sera plutôt discrète que confluente;

Qu'ayant lieu sur un adulte, elle n'offrira jamais un degré de gravité réellement inquiétant, *et ne provoquera point ces fréquentes erreurs de diagnostic,* lorsque cette éruption se développe spontanément et surtout isolément.

Du reste, tout médecin sait parfaitement que si les pustules de la face ne sont point trop nombreuses, la cautérisation par le nitrate d'argent enlève facilement la trace que laisse habituellement le bouton variolique lorsqu'il est livré à lui-même, et parcourt librement toutes ses phases de suppuration; mais si les pustules sont en grand nombre, si la cautérisation effraie, ou si la douleur qu'elle provoque excite trop vivement certains sujets dont l'impressionnabilité est exagérée, on peut, d'après l'avis de quelques médecins, au moment où l'éruption se fait, recouvrir la figure d'une couche de collodion que l'on renouvelle sans inconvénient, comme sans danger, aussi souvent que cela est nécessaire.

Cette méthode a pour résultat de faire avorter les boutons qui surgissent au visage, et de cette façon la petite-vérole ne laisse aucune trace de son passage.

Bien que nous ne doutions nullement de l'efficacité de ces deux moyens, cependant nous ne les avons jamais employés; notre méthode, à nous, tout en ayant les plus heureux résultats, est moins gênante et moins douloureuse pour le malade, et surtout plus facile.

Nous allons la faire connaître en deux mots :

Lorsque les pustules sont formées, nous les ouvrons au moyen d'un stylet ou, mieux, d'une sonde cannelée; ensuite nous enlevons, par de légères pressions, et à l'aide d'un linge fin ou d'un peu de charpie, le pus qu'elles contiennent. Plusieurs fois, dans le cours de la journée, nous recouvrons les parties opérées d'une couche de pommade faite d'un ou deux grammes de tannin pour trente grammes d'axonge. Si de nouvelles pustules apparaissent, nous avons recours au même procédé; et, s'il se forme des croûtes après la rupture des pustules, nous nous gardons bien de les laisser séjourner sur la face du malade : chaque jour, et jusqu'à parfaite guérison, nous les arrachons à l'aide d'une pince, puis nous employons, comme il vient d'être dit, la pommade indiquée.

Toutefois, si l'éruption menace d'être confluente ou si le malade ne se soumet qu'avec répugnance aux manœuvres que nous venons de signaler, mieux vaut encore avoir recours au collodion que de rester dans l'expectative.

Ici se termine, en grande partie, ce que nous avions à dire sur la nature et sur les causes certaines de la fièvre typhoïde, ainsi que sur le moyen de la prévenir. Tout en pensant être dans le vrai, nous ne prétendons nullement imposer nos croyances à personne : le temps et l'observation affirmeront ou infirmeront d'une manière positive la théorie que nous venons d'exposer. Quant au traitement qui va suivre, ceci étant une affaire de pratique, les résultats rapides et constamment heureux que nous avons obtenus ne permettent même pas d'élever le moindre doute sur son efficacité et sa nature *essentiellement spécifique*.

TRAITEMENT.

Cette partie de notre Mémoire est pour le moment, et par rapport au but que nous nous proposons, la seule réellement importante. Les théories nouvelles soulèvent toujours de longues discussions qui conduisent difficilement à d'heureuses conclusions.

On ne peut que rarement réunir toutes les opinions sur un même point, quelle que soit son évidence, et le mauvais vouloir se rencontre partout.

La solution définitive des différentes questions que nous avons émises se fera longtemps attendre; et pour ceux qui, comme vous, Monsieur le Ministre, n'ont à s'occuper que des résultats, ils peuvent négliger la partie théorique de ce travail qui, en réalité, n'a pour objet que d'éveiller l'attention des observateurs, et ensuite de prendre date.

Nous ne passerons point en revue tous les traitements indiqués ou préconisés contre la fièvre typhoïde. Aucun d'eux, jusqu'aujourd'hui, n'a été couronné de résultats toujours satisfaisants. La divergence d'opinions que l'on rencontre chez la plupart des écrivains qui s'en sont occupés, prouve suffisamment que sa nature réelle n'est point connue par le plus grand nombre, et qu'elle est soupçonnée par quelques-uns seulement.

S'il en était autrement, les résultats attendus seraient-ils si problématiques !

Pas un médecin, quelle que soit d'ailleurs son expérience, ne pourra prédire avec certitude la terminaison de cette affection.

On est encore persuadé, dans le monde médical, que la fièvre typhoïde doit invariablement parcourir ses périodes pour arriver à une terminaison heureuse.

C'est une erreur que nous avons longtemps partagée, mais dont nous avons fait aussi promptement justice, du moment où nous étant rendu compte de la véritable nature de cette fièvre, il nous a été possible, dans la grande majorité des cas, de la faire avorter à toutes les phases de son existence.

En voyant chaque jour des typhoïdés succomber entre les mains de médecins habiles, nous avons cherché le côté vicieux des méthodes de traitement employées par eux.

Il est vrai que, partant d'un principe erroné, les résultats devaient être souvent négatifs.

Il est évident que, dans la fièvre typhoïde, on ne fait généralement encore aujourd'hui que la médecine des symptômes :

Quelquefois on réussit;

Mais il y a loin de réussir quelquefois, et même souvent, à réussir toujours ou presque toujours.

Nous sommes pourtant arrivé à ce dernier résultat.

Du reste, il est hors de doute pour nous que ces guérisons que l'on obtient par la thérapeutique ordinaire sont dues autant, et peut-être plus, aux seules forces réactives de la nature elle-même, qu'à l'action des médicaments employés; et, pour preuve de cette dernière opinion, c'est que les médecins qui, dans ce cas, font simplement de la médecine expectante, comptent autant de cures heureuses que ceux qui emploient une méthode active.

Notre traitement, à nous, découlera donc de l'opinion que nous nous sommes faite de la fièvre typhoïde; il en sera, comme on va s'en assurer et comme nous l'annonçons plus loin, la conséquence rigoureuse.

D'abord, qu'est-ce que la fièvre typhoïde?

Pour nous, la fièvre typhoïde, comme la suette, le choléra, la peste, etc., est un empoisonnement miasmatique.

Ce principe délétère, *de nature éminemment septique*,

dont l'action constante est de décomposer les fluides de notre économie, et partant les solides, au point d'amener dans l'organisation, après un certain temps, un véritable état de putridité, est absorbé à la manière de tous les autres miasmes, c'est-à-dire par les voies respiratoires;

Son retentissement s'opère toujours d'une manière absolue, et selon l'idiosyncrasie de chaque individu, soit à la périphérie cutanée, soit à la muqueuse intestinale, pour produire, dans le premier cas, la petite-vérole, et dans le second, la fièvre typhoïde;

Il semble, en même temps, douer ces deux affections d'une funeste prérogative : La transmissibilité d'individu à individu, par le contact médiat ou immédiat, avec ceci de particulier, que le même sujet n'est jamais atteint deux fois de l'une ou de l'autre de ces deux affections.

La fièvre typhoïde et son traitement étant donc, par leur nature, en dehors du cadre des maladies ordinaires, leur histoire devrait nécessairement trouver sa place dans le domaine de la toxicologie, et ne point figurer, ainsi que cela a lieu, dans un Traité de pathologie.

Enfin, de conséquence en conséquence, nous concluons :

Que tout empoisonnement ayant ou devant avoir un traitement particulier, de même aussi l'agent toxique déterminant la série d'accidents que l'on est convenu d'appeler *fièvre typhoïde*, doit évidemment se trouver dans le cas des autres poisons, et son action vénéneuse neutralisée par un antidote spécial :

CET ANTIDOTE EST LE TANNIN.

Quel est le mode d'action de cet agent dans l'économie?

Ceci est simple à expliquer :

Le tannin, comme principe actif de l'écorce de chêne a, sur nous, une action infiniment moindre, à la vérité, mais exactement identique à celle de cette dernière substance dans les procédés de tannage.

D'abord, il arrête à l'instant, comme antiputride par excellence, les progrès de la décomposition ; ensuite, il jette dans tout l'organisme une somme de résistance, de tonicité suffisante pour réagir efficacement contre l'envahissement du principe typhoïde.

Ces deux manières d'agir, essentiellement distinctes, sont faciles à reconnaître et surtout à constater.

Dans cette circonstance, le tannin est à l'écorce de chêne ce que, dans les affections périodiques, le sulfate de quinine est au quinquina ;

De plus, sa parfaite innocuité doit rassurer tout le monde sur son emploi, puisque même à l'état de santé, on peut le prescrire à très-haute dose sans provoquer le plus léger accident

Certes, en ceci nous avons l'expérience de plusieurs années, et les bons effets que nous a procurés son usage dans le traitement de la fièvre typhoïde sont tellement constants, que nous sommes presque certain, si les malades sont prudents et convenablement soignés, d'obtenir, dans toutes les circonstances, une guérison rapide et définitive.

Notre méthode de traitement est aussi simple que facile; elle consiste à donner au malade, toutes les deux heures, une cuillerée à bouche de la potion suivante :

R. : Eau. . . . . 120 grammes.
Tannin. . . . . 2 grammes.
Sp. simple. . . . . . . 30 grammes.
Mêlez.

Ce moyen doit être continué jusqu'à l'entière disparition des symptômes morbides; alors, et comme dans la convalescence de toutes les maladies sérieuses, on ramène peu à peu le malade à l'usage des aliments, et d'habitude le rétablissement complet ne se fait point attendre.

Chez les malades qui prennent difficilement les médicaments, nous administrons cette potion, par cuillerées à café, de demi-heure en demi-heure.

La quantité de tannin pourrait, sans inconvénient, être augmentée; mais, dans la généralité des cas, deux grammes suffisent.

Cependant, lorsque nous ne sommes point appelé au début de la maladie, et que la fièvre typhoïde est à son second ou troisième septénaire, nous augmentons la dose de cinquante centigrammes, jusqu'à l'amélioration des symptômes les plus sérieux.

Ce résultat une fois obtenu, nous revenons à la quantité de tannin prescrite dans la formule indiquée.

Les soins généraux ne diffèrent nullement de ceux que l'on donne habituellement en pareil cas : le plus souvent ils consistent à faire observer au malade une diète sévère et à lui donner, pour boisson, de la tisane ordinaire ou de l'eau légèrement édulcorée et à la température de l'appartement.

D'après notre avis, LE TANNIN ne se borne pas seulement à être le moyen curatif par excellence DE LA FIÈVRE TYPHOÏDE ;

DE LA DIPHTÉRITE, qui n'est, en réalité, qu'une variété de cette première maladie ;

DE TOUTES LES ESPÈCES D'AFFECTIONS CARACTÉRISÉES PAR LA FORMATION DE FAUSSES MEMBRANES, où nous l'avons prescrit avec le plus grand succès ;

C'est encore, selon nous, et d'après sa manière d'agir non-seulement sur l'économie humaine, mais encore sur toutes les matières animales dont il empêche la décomposition, le meilleur prophylactique que l'on puisse employer contre les maladies épidémiques, *quelles qu'elles soient*.

Nous allons plus loin, car nous avons l'intime conviction QU'IL SERAIT POSSIBLE DE SÉJOURNER AU MILIEU D'UNE ÉPIDÉMIE DE CHOLÉRA, si, pendant ce temps, on faisait chaque jour usage de vingt-cinq ou trente centigrammes de tannin.

Nous pensons même que, convenablement administré, ce médicament, associé à l'opium, ou mieux à ses préparations, comme le laudanum de Rousseau, par exemple, pourrait, aidé de frictions et de boissons stimulantes, enrayer et peut-être arrêter la marche de ce terrible fléau[1];

Nous croyons encore que le tannin, après un coït impur, peut détruire les progrès de L'INFECTION SIPHILITIQUE, si les parties lésées restent quelques heures seulement en contact avec une solution concentrée de cet agent thérapeutique[2],

---

[1] Quelques observations que nous avons recueillies nous font espérer que le tannin, administré à haute dose, pourrait avoir les plus heureux résultats dans le traitement du choléra.

Voici, du reste, comment dans ce cas, nous nous comporterions :

Large sinapisme sur la région épigastrique ; frictions générales et stimulantes ; infusions chaudes, concentrées et souvent répétées de menthe poivrée ; de quart d'heure en quart d'heure, et jusqu'à la réaction, une cuillerée à bouche de la portion dont la formule suit :

Eau.	120 grammes.
Tannin.	4 grammes.
Laudanum de Rousseau. . .	3 grammes.
Sp. simple.	30 grammes.

M. S. L.

Pendant la réaction et jusqu'à la disparition des symptômes morbides, nous nous contenterions de donner le tannin, à la dose de un gramme, pour cent vingt grammes de véhicule. Une cuillerée à bouche de deux heures en deux heures.

[2] 2 grammes de tannin pour 100 grammes d'eau.

et qu'en outre son usage neutralisera infailliblement les progrès de LA GANGRÈNE TRAUMATIQUE OU SPONTANÉE, de même que son administration sera couronnée d'un plein succès dans LA POURRITURE D'HÔPITAL ET LE SCORBUT.

Ce n'est donc point légèrement que nous avançons toutes ces suppositions. Ayant expérimenté l'action du tannin pendant longtemps, dans des circonstances nombreuses et variées que nous nous réservons de faire connaître plus tard, et où il a presque constamment réussi, nous n'hésitons nullement, en terminant ce travail, à le préconiser comme un des plus inoffensifs et en même temps un des plus précieux agents de la matière médicale.

N. COILLOT.

Besançon. — Janvier 1854.

BESANÇON. — Imp. et Litbogr. de VALLUET jeune, éditeur.

www.ingramcontent.com/pod-product-compliance
Ingram Content Group UK Ltd.
Pitfield, Milton Keynes, MK11 3LW, UK
UKHW020404250726
13967UKWH00005B/2467